UN

MÉDECIN DE CAMPAGNE

AU XIXe SIÈCLE

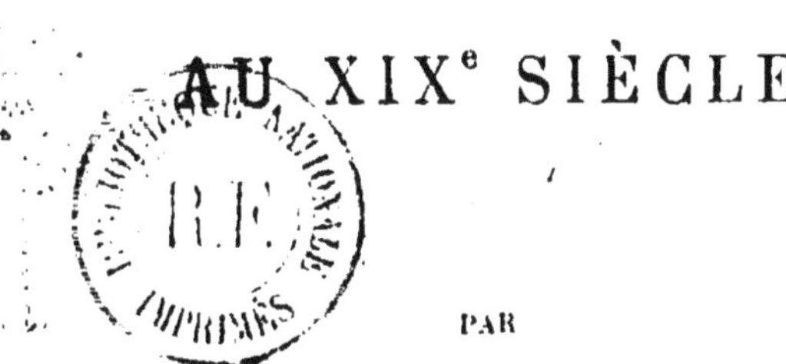

PAR

LE DOCTEUR JULES LAFAGE

Médecin au XVIIe arrondissement,
Médaille d'honneur de la *Société d'encouragement au bien et au travail*,
Ex-interne du Service médical des prisons

PARIS
SOCIÉTÉ D'ÉDITIONS SCIENTIFIQUES
4, rue Antoine-Dubois
PLACE DE L'ÉCOLE DE MÉDECINE
1890

Châteauroux, — Typographie et Stéréotypie A. MAJESTÉ.

Cecy est un livre escrit de bonne foy.

(MONTAIGNE).

PRÉFACE

J'ai puisé les matériaux de ce petit livre à la campagne, à une époque d'agitation générale, de fièvre, d'exil ; le spectacle de la nature qui adoucit les passions et épure les élans de l'âme, m'inspira ces quelques pages senties, vécues.

Puissent-elles contribuer à élargir, dans le monde, le cercle des sentiments du devoir, d'amour, d'abnégation, de croyance et d'honneur qui seuls peuvent nous rendre dignes d'aimer la France et d'en être aimés !

Dr Jules Lafage.

UN

MÉDECIN DE CAMPAGNE

AU XIXe SIÈCLE

Le village que j'habite, est situé sur les limites d'un département placé, pour ainsi dire, en vedette, au sommet d'une colline.

Sa population, s'élève au chiffre de deux mille âmes; la ville est bâtie en amphithéâtre, une longue artère la traverse, donnant latéralement naissance à quelques rues étroites et tortueuses.

Plus bas, sur une place au sol inégal, l'église au dôme enseveli, l'été, sous la verdure de lierre tenace, l'église, modeste comme toutes celles de la campagne. Ses piliers, à l'intérieur, fléchissent sous le poids des siècles.

Au dehors et lui formant enceinte, un mur tombant en ruine, plus haut une tour lézardée, où s'abrite la cloche de la prière, et les orfraies qui viennent y élire domicile et en troubler la solitude, par les nuits tour à tour sombres ou étoilées.

Novembre!...

Nous sommes en novembre; j'assiste au convoi de la nature que le temps, croque-mort funèbre, conduit d'un pas leste et rapide à sa dernière demeure, fiancée décolorée du soleil et des brises, étendue, maintenant, sur son lit de feuilles mortes. J'organise ma demeure, ma vue donne sur la grand'rue, par trois fenêtres, en arrière sur un jardin, dont les allées conduisent en pente rapide jusqu'aux berges de la rive. Mon appartement est large, aéré. Que de voyages autour du monde, dans ces chambres peu meublées, en compagnie de Xavier de Maistre!

Je loge dans la maison du propriétaire, dont la fécondité est signalée à la ronde par le chiffre de onze enfants. On ignore, on le voit, à la campagne, la restriction désastreuse de la famille, dans les mariages ; aussi n'est-ce pas pour cette candide et pure campagne, ignorant le trafic occulte des grandes villes, que les journaux scientifiques poussent le cri d'alarme, en signalant à l'attention du monde et des gouvernants du jour notre épuisement national.

La campagne fournit, sous ce rapport, un large contingent à la défense du sol. Il ne saurait en être autrement lorsqu'on songe aux conditions salubres au sein desquelles se développe l'homme des champs.

*
* *

Personne n'est venu requérir les secours de l'art. J'en profite aussi, et me remets des fatigues du voyage, en me livrant aux douceurs du repos, *far niente* qui permet à l'âme de revivre dans son passé, livre à peine clos, où, pour plus d'un de nous, suinte parfois plus d'une larme.

Je commence à me familiariser, mon propriétaire circonspect, sobre comme un campagnard, est devenu plus expansif et peu à peu se déride.

Il est adjoint de la commune, membre consultant de l'opinion et de l'instruction publiques, et fait partie de plusieurs sociétés de tireurs d'arc, d'arbalétriers.

On le dit adroit comme un singe, dans la contrée ; aussi, chaque année, on le voit revenir des concours, comme de notre revue, triomphant et à l'aise, recouvert de dépouilles opimes, de victuailles de toutes sortes.

Il a ainsi, paraît-il, en raison de son adresse

en bandant et débandant son arc, sans bourse délier, monté tout son ménage.

Aussi les jeunes filles de la contrée, rêvent-elles, en se couchant, d'avoir, le soir du jour de leur couronnement de rosières, un tel Guillaume Tell.

Mais là, ne se bornent pas tous ses attributs.

Mon propriétaire est encore capitaine de pompiers et directeur du cimetière de la ville.

C'est à lui, qu'on doit l'alignement des allées enchevêtrées, de ce dernier champ d'asile et de repos, où l'on ne sait plus se reconnaître.

Que de missions ! chaque fonction lui en doit une.

Je me demande parfois, comment cet homme ne succombe point sous le bât de pareils fardeaux !

*
* *

J'ai rendu visite aux autorités, au maire et à ses adjoints.

Le maire est un petit homme ramassé, ventru, carré, au cou enfoncé dans les épaules, comme un coin dans un chêne.

Ses jambes sont courtes, trapues, écartées; malgré cette conformation qui lui donne une allure pénible, souffreteuse, et porterait à croire à l'existence d'une poche secrète et sécrétante, pouvant compromettre l'existence du gouvernement qu'il représente, sa figure laisse transpirer la sueur et la joie qui se rattachent au contentement des fonctions intégralement accomplies.

Ainsi fait, je ne puis que le comparer au Bacchus des temps antiques, dieu des pampres, aimant à se rafraîchir la bouche, lourd comme un muid, toujours buvant à califourchon sur un tonneau.

C'est l'enfant de la contrée : horticulteur, il utilise les loisirs que lui laisse le pouvoir à cultiver tour à tour les rosiers et les roses de l'endroit, à prendre des canons sur le comptoir, en compagnie des forts du village, à émonder les arbres de sa propriété, revêtu d'un large tablier bleu, étendu sur le ventre, comme aussi à tenter des essais d'acclimatation, se livrant à quelques études génésiques et phrénologiques sur l'intempérance des cerfs, qu'il élève et qui éventrent annuellement, à l'insu de la Société protectrice des animaux, à huis clos, dans leurs élans d'amour aveugle, trois à quatre pauvres biches, patientes et timides compagnes de leur servitude.

Ces loisirs lui sont, du reste, procurés par l'adjonction d'un certain Malibeus, secrétaire-adjoint, qui gouverne en son nom, et comme ministre irresponsable, avec l'habileté d'un renard, la commune, difficile à diriger, par suite de la présence de quelques têtes de boucs.

Quoi qu'il en soit, mon devoir est de rester indifférent au massage auquel se livrent tous les huit jours, à l'heure du pétrin, les différents membres belliqueux de ce Conseil municipal homérique, héritier forcené des traditions de Cambronne.

*
* *

Il ressort de mes visites officielles, que je dois maintenant, contre mon attente, faire face aux besoins de la commune, sans rétribution, jusqu'à la mort de mon vieux et vénérable confrère que je suis venu remplacer en deuxième doublure, confrère qui a fourni une carrière de quarante-cinq ans, a mis au monde presque toute la génération, et passe à juste titre pour un saint homme.

Mon confrère, le docteur Musurus, est un vieillard aux cheveux blancs comme neige, au sourire enfantin, aux yeux petits, vifs, brillants.

Il appartient, par l'âge et par le tempérament, à cette race forte d'autrefois, qui nous a valu les Velpeau, les Bouillaud, les Trousseau, les Andral. Contemporain de toutes ces gloires dont l'éclat et le souvenir sont restés fixés dans les annales médicales, il en a, jusqu'à ce jour, suivi pieusement toutes les traditions.

Lorsqu'il parle médecine, sa voix s'anime,

ses yeux brillent, toute sa figure prend une expression nouvelle.

Ah ! que de grandes choses les maîtres d'autrefois ont réalisées ! « On faisait de la » médecine pratique, s'écrie-t-il, de la mé- » decine rationnelle, les microscopes étaient » encore dans les limbes, inconnus, ignorés, » on n'avait pour objectif que le patient, et » les phénomènes présentés par son pouls, » par sa langue, minutieusement étudiés » jour par jour, heure par heure, on faisait » de la médecine psychologique, on péné- » trait jusqu'au cœur de son malade, et si, » parfois, on rencontrait chez lui un épanche- » ment, des larmes, on les étanchait aussi- » tôt avec cette éponge qu'on appelle le cœur.

» Que de cures ainsi réalisées, en restant » terre à terre avec l'humanité et laissant de » côté ces discussions éternelles, empesées, » sur les causes premières insondables qui » ont épuisé et épuisent la pulpe cérébrale » de notre époque, en voie de construire une » nouvelle tour de Babel, où les savants ne » savent plus se reconnaître et s'entendre » pour la conduire jusqu'au Ciel ! »

Ainsi m'a parlé ce vénérable vieillard, et continuant : « J'ai passé, comme on vous
» l'a déjà dit peut-être, ma jeunesse au
» service de cette contrée ; j'ai atteint ainsi
» insensiblement, loin des commotions et
» des métamorphoses de mon siècle, ma
» quatre-vingt-dixième année, recueillant
» chaque jour des joies nouvelles, dans l'exer-
» cice sacerdotal de mes fonctions, voya-
» geant de jour et de nuit, par les soleils,
» par les pluies les plus ruisselantes, par
» les vents et par les neiges, toujours
» debout, allant et venant, comme un vrai
» sergent de bataille ; n'est-il pas juste
» maintenant que je me repose et que
» j'attende, avec résignation et confiance,
» l'heure qui me rappellera vers Dieu ? »

Tel a été son langage. Aussi, ne l'ai-je quitté qu'en proie à la plus sainte émotion, parfumée par l'espoir d'une vie nouvelle, la seule qui convienne, au delà de ce monde, aux manifestations sublimes, idéales de l'âme dirigée éternellement vers le beau, vers le grand.

*
* *

On est venu frapper à ma porte, cette nuit ; il pouvait être une heure, je venais d'éteindre ma lampe et m'assoupissais ; le vent du nord faisait rage, tout gémissait au dehors, il emportait, dans les plis violents de sa robe déchirée, les gémissements de la nature qui se tordait sous la rafale.

Je me suis aussitôt levé, et accourant vers la fenêtre : « Qui demandez-vous ? » Des voix: « Le médecin. — On y va ». Et, en effet, je me suis habillé et suis accouru, la lampe à la main, au-devant de mes nocturnes visiteurs.

La nuit était profonde, pas une étoile, mais comme autant de larges taches d'encre dans le ciel, de longues traînées de nuages noirs.

« — Nous venons, monsieur le médecin, vous chercher pour un malade qui étouffe. — Est-ce loin ? — Non ! à 20 kilomètres. — Eh bien, marchons. »

Et tous les quatre, éclairés par une lanterne, nous nous sommes mis en route. Après trois heures et demie de marche, nous sommes arrivés au hameau, fatigués, haletants; nous avons frappé à la porte d'une maison où brillait au premier une lumière inquiète, vacillante, que j'ai aperçue quelques instants auparavant.

C'était bien là, en effet, qu'on nous attendait; deux femmes vinrent au-devant de nous pour nous ouvrir la porte.

Je m'engageai dans un étroit corridor et grimpai au premier étage.

Quelques voisines s'étaient donné rendez-vous dans la chambre du petit moribond. Je saluai tous ces gens éplorés et me dirigeai vers un petit lit-bateau, où reposait un chérubin de huit ans.

Je l'examinai, il était blond, chétif, mais tellement maigre, qu'on eût dit un squelette étendu dans ce lit qui lui servait à la fois de berceau et de bière.

Ses yeux étaient fuyants, éteints; sa mère le prit entre les bras, malgré ses suffocations, souleva sa tête vacillante et l'admira dans son malheur, *miraturque malum.*

J'eus le temps d'examiner sa gorge, ses amygdales étaient recouvertes de fausses membranes, l'enfant était atteint du croup. L'affection s'était généralisée, les poumons se trouvaient pris.

Il me restait peu d'espoir.

J'ordonnai le traitement suivi en pareille circonstance ; j'attendis l'arrivée des médicaments, et, après lui avoir donné les premiers soins, je repartis aux premières lueurs du jour.

J'arrivai à dix heures chez moi et me jetai sur mon lit de camp.

Mes bottes, racornies par le froid et le givre, semblaient me crier, comme dans Robert : « Grâce pour nous, et pour toi-même ! »

Je me suis réveillé à deux heures et me suis aussitôt attablé.

J'ai dévoré deux côtelettes et absorbé ma bouteille de Bordeaux.

Je sens que cela va mieux, et que, dans ce pays de descentes et de montées, où la fidèle compagne de Don Quichotte eut fait des prouesses, j'ai besoin, si je puis me servir de cette expression, d'avoir du jarret, de soutenir mes forces, pour faire face aux éventualités du service de nuit à la campagne.

La viande est excellente dans ces parages, j'en ordonnerai certainement le plus possible aux malades qui me paraîtront susceptibles de cette alimentation, que le docteur Chrétien (de Montpellier) a tant préconisée, jointe à l'alcool, chez les phthisiques. Méthode excellente, du reste.

Cette viande n'a qu'un seul défaut : c'est d'être plus chère qu'à Paris. Pourquoi ?

Les mangeurs de mouton de la contrée se le demandent !

Idem du vin, sorte d'infusion de feuilles amères, vendu au prix du vin naturel, avec un sang-froid que rien ne semble déconcerter, par les insulaires de la contrée, qui affirment que Noé se serait grisé avec ce vin-là, au sortir du déluge.

*
* *

L'année est décidément mauvaise ; les maladies pleuvent dru de tous côtés et je ne sais où donner de la tête, n'ayant ni cheval, ni voiture. J'ai beau graisser, soigner et caresser mes bottes, je ne puis en obtenir les services de celles du chat botté.

C'est au plus si je puis faire quatre lieues par jour, les pluies ont détrempé les chemins, je m'enfonce dans des mares, dans des flaques d'eau, au grand émoi des batraciens dont je trouble, à regret, le chant royal pour la France, et je reste en route; le soir, j'arrive, tout crotté, portant à mes talons des kilos de boue, les reins brisés, la poitrine brûlée par la bise du nord.

A peine entré, j'apprends qu'on est venu me demander à plusieurs reprises; il me faudrait repartir, aller à droite et à gauche sans dételer. Je n'en puis plus, et je tombe sur une chaise, murmurant avec le désespoir de Figaro : « Ah ! quelle rude, rude vie ! De grâce, messeigneurs, laissez-moi respirer. »

*
* *

Je viens de passer la revue du bureau de bienfaisance, dont je porte les sacres « *Cujus sacra fero, ingenti percussus amore* », dont je suis, désormais, le grand pontife, *pontifex*, *carnifex*, tout ce qu'on voudra.

J'établis connaissance avec la population qui s'y rattache.

Total d'adhérents : trois cent cinquante, sur deux mille. Ce chiffre me paraît fort estimable pour la campagne.

Ces trois cent cinquante soi-disant malheureux, créés dans un but, plutôt politique que philanthropique, car tout le monde possède ici un lopin de terre, cultive son champ, récolte du vin, élève des lapins, des bœufs, des vaches, des moutons ou des poules ; ces trois cent cinquante indigents, je dois les compter comme les clients les plus intraitables, les plus exigeants, les plus irritables, véritables sangsues d'Horace, vous dérangeant plutôt deux fois qu'une et s'attachant à vous avec la ténacité des tiques aux oreilles des chiens de chasse.

J'ai dû me rendre compte des ressources, du matériel mis à ma disposition. Or, ce matériel figure pour zéro. Je suis aussi allé trouver le maire, car le cas était très urgent, pour lui demander une pompe, je me trompe, un clyso, un irrigateur, système breveté Eguisier, pour l'usage de la commune. J'ai dû entrer plus avant dans la question, détailler, éclaircir ma demande. Ces mots clyso, irrigateur Noria embrouillaient l'entendement du maire, sa troisième circonvolution frontale; l'affaire comprise, il m'a répondu que c'était une chose grave et qu'il allait faire battre le rappel, pour assembler le Conseil municipal, promettant qu'après le vote on commanderait cet appareil et sa canule à dimensions toutes spéciales.

Je me suis attaché à le convaincre que le service qu'il allait rendre était d'une importance plus grande qu'on ne pensait, à long jet, et, qu'aux élections prochaines, on lui tiendrait certainement compte d'avoir, après les pompes à incendie que possède le village, doté la commune de la petite pompe modèle miniature du docteur Eguisier, assurant ainsi le calme, la santé, un débouché nouveau à ses administrés.

J'ai profité de la circonstance pour mettre en scène le biberon à l'usage des nourrissons que Paris nous envoie. « Avec cela, plus d'oïdium albicans, plus de champignons ! »

— Plus de champignons, m'a objecté le maire, rouge écarlate, mais y pensez-vous, monsieur? C'est la ruine de la contrée que vous proposez et je n'y consentirai jamais, car notre industrie principale est celle des champignons et des barbes de capucin.

— Plus de champignons, monsieur le maire, sur la langue des bébés, ai-je aussitôt repris.

Enfin, je l'ai entretenu également d'une baignoire qui fait défaut et rendra, à son tour, de bien grands services, les habitants de la contrée prenant un bain tous les dix ans et négligeant la rivière qui coule non loin d'eux, et dont les eaux amoureuses, l'été, semblent leur crier, comme les sirènes de l'antiquité, mais vainement, hélas : Venez à nous,

nous sommes les sources de la volupté, de la force, de la grâce et de la souplesse !

Aussi, la plupart d'entre eux, habitués à remuer les glèbes, par tous les vents et toutes les poussières, possèdent, comme j'ai pu m'en convaincre, un épiderme de homard.

*
* *

Mon éloquence a triomphé sur toute la ligne ! Mes demandes seront satisfaites. On a voté le tout ensemble, pour éviter des lenteurs, des tempêtes.

Toutefois ces différents appareils (à l'unanimité) seront déposés dans une des salles de la mairie, et placés sous la surveillance des oies vigilantes du Capitole de l'endroit, à l'abri d'un coup de main de quelque farouche Brennus constipé !!!

J'ai reçu, en effet, ce matin, l'étrange lettre officielle dont voici la teneur :

« Monsieur le Doteur,

« J'ai l'honneur de porté à votre connaissance, la petite pompe, pour l'acquisition de laquelle éguisée le Doteur breveté éprouve le besoin de vous la reccommander ainsi que le conseil municipal après l'avoir votée.

« Vous pourrez, monsieur le doteur, en démontrer la théourie de sa crémaillière à

M. l'Instituteur Héon, afin qu'aux courses du soir, l'hygiène qui se rattache à cette branche sur laquelle le gouvernement de la république porte toute sa sollicitude soit appliquée cette science ayant pour cymbole vulgriser en s'abaissant.

« Agréez, monsieur le Doteur, l'expression, de mes sentiments.

« Bredouillard. »

*
* *

Décidément, je gagne du terrain, ma réputation s'est étendue jusqu'aux villages voisins.

Aussi, lorsque je passe dans les rues de certaines bourgades, j'entends dire sur mes talons, sur l'air du tramway : « V'là le médecin qui passe. »

Le fait est qu'il y a bien peut-être un peu d'analogie entre nous deux, sinon pour la vitesse, du moins pour la longueur du parcours. Ces bons villageois sortent aussi sur leurs portes pour me voir et m'examinent des pieds jusqu'à la tête. La rougeur me monte au visage, car je ne suis pas habitué à ces feux de file et, dans mon embarras, j'ai toute les peines du monde à me sortir des pas des gens assemblés et des volatiles de toutes sortes, oies, dindons, canards, à me créer, en un mot, un passage au travers de. tout ce monde-là en émoi.

Je dois avouer, toutefois, que j'y mets les

formes les plus timides et les plus courtoises, et que, pour éviter des crocs-en-jambes, des coups de bec, des coups de langue, je retrousse la queue de ma redingote et m'efface le long de quelque mur, marchant sur la pointe des pieds, évitant de froisser la moindre plume, la moindre feuille de rose sur mon passage.

Cette façon d'agir a trouvé ses approbateurs dans ce pays de guano, et me vaut une estime relative. Sous cette influence, un changement, du tout au tout, s'est effectué dans les rapports du médecin avec les communes.

On était, en effet, ici comme ailleurs, habitué à voir passer dans sa course nomade, le médecin, bride abattue, ployé en deux, comme une poupée de bois, tête en avant, oméga en arrière, à cheval ou en voiture, écrasant tout sur son passage, rapide météore de la médecine, enveloppé, à la fois, d'un nuage de poussière et de ce mystère qui se rattache à l'ordonnance, déposant, par-ci par-là, sur une langue chargée des malades accourus au-devant de lui, une pilule dorée ou argentée, contre l'ennui, les névralgies, les dérangements de corps, et repartant, tout aussitôt, sur les ailes embrasées de Pégase.

Aujourd'hui, ce n'est plus ça : le nouveau médecin s'arrête, s'essuie, s'éponge, se bouchonne, se repose, et, les jambes patriarcalement écartées, entame la conversation, cause, s'inquiète un peu de tout, du temps, des céréales, des charançons qui les dévorent, du phylloxera, sous toutes ses formes ; le médecin devient en un mot un ami, un consolateur, un confident, relève le physique et redresse le moral.

Aussi, entendez-vous dire à la ronde, par de bons villageois : « C'est un bon ouvrier, un bon manouvrier que ce médecin-là ! »

Et là-dessus, après les plus grands éloges que jamais homme au pouvoir ait rêvés, disciple d'Hippocrate, tire l'échelle et cure-toi les dents.

Et c'est aussi pourquoi, été comme hiver, hiver comme été, le médecin rural s'en va continuellement chantant comme une cigale, durant six mois, portant sous son bras, en guise de violon, sa trousse où se trouvent la clef des dents et la clef des champs tout ensemble.

*
* *

Je m'aperçois que les langues sont légères, et que les cancans, ici, vont aussi leur petit train.

Je découvre, sous ce rapport, toute une association clandestine, secrète.

Une douzaine de vieilles femmes sèches, jaunes, cassées, forment à mon entour un cordon anti-sanitaire.

Ces fées, aux bonnets blancs tuyautés sur triple rang, ces fées encadrées représentent la phalange sacrée de la Satire, du Javelot de l'endroit, et de temps à autre sèment dans les airs des brandons de discorde, en déchaînant, accroupi qu'il est auprès de leurs jupons et de leurs chaufferettes, ce monstre formidable qui acquiert en marchant des forces nouvelles, *vires acquirit eundo*, et qu'on surnomme la calomnie.

Ces dames, qui ont eu autrefois, à n'en pas douter par leurs reliefs, les charmes de la jeunesse, ne décollent maintenant leurs figures ridées des carreaux de leurs fenêtres qu'à la nuit tombante.

Sous prétexte de faire des bas et d'y voir clair, elles ne font en réalité qu'espionner, en regardant constamment en dessus et en dessous de leurs lunettes, achetées chez le forgeron de la localité, les gens qui passent, entrent ou sortent.

C'est ainsi que, dans le village, on sait maintenant à quelle heure j'ai toussé, craché, mouché ; à quelle heure je suis sorti, rentré ; celles auxquelles je prends mes repas et les plats qui figurent sur ma table ; les dépenses que je fais, le genre de vie que je mène, les gens que je reçois, les gens que je fréquente, les cartes, les journaux qui m'arrivent, les conversations que je tiens, les paroles que je prononce.

On le voit, c'est toute l'existence percée à jour, cette existence, qui se dérobe, pour chacun de nous, derrière le mur de la vie privée, Guilloutet, ce mur toile d'araignée, que le médecin, plus que tout autre, doit s'efforcer de conserver intact, sans œil-de-bœuf, sans lézardes, sans fissures.

En un mot, je ne suis plus chez moi : on a

envahi ma vie, après y avoir établi un poste d'observation.

Si cela continue sur ce pied, j'apprendrai, après l'avoir longtemps ignoré, que je suis accusé d'avoir à mon tour laissé mon manteau entre les mains de madame Putiphar, en l'absence de son mari, monsieur Pharaon, horloger en voyage, en train de remonter les pendules de la contrée.

Je me suis mis en route ce matin, pensant qu'en parcourant le pays, on me verrait passer et qu'on m'appellerait.

Je ne fais du reste qu'imiter des précédents, la ligne tracée par mes prédécesseurs. Car, à la campagne, pour tenir continuellement sous le prestige, sous le joug médical, les populations, le médecin ne doit pas avoir l'air oisif, et, n'eût-il pas de clients, il doit le laisser ignorer, et emprunter toujours un air empressé, affairé, sortir, entrer, rentrer, sortir, ne fût-ce qu'histoire de se laver les mains, sortir enfin pour son propre compte, pour son bien-être !

Voici la troisième fois que je me livre à cette comédie; une fois perdu dans la campagne, je me retourne en arrière et, contemplant le village que j'ai laissé dans le lointain avec ses toits fumants, je me prends à pousser des soupirs de satisfaction et de contentement, saluant, du fond de l'âme, la liberté égayée par le soleil d'hiver et la sérénité de la nature immortelle.

Me voici sur la route de l'aléa, faisant de la médecine en perspective; ce qui me rassure, c'est qu'au chemin des Troix-Croix, au village d'Arbelles, je me reposerai une heure, dans la pièce qu'on a mis à ma disposition pour les consultations que je dois donner deux fois par semaine.

L'appariteur a dû passer, ce matin, et annoncer mon arrivée à grands renforts de caisse et de petits verres de vin blanc, tapant comme un enragé sur la peau de son tambour, annonçant l'arrivée du docteur Sangrado, qui porte dans son herbier, des plantes exotiques, spécifiques contre les maux arrivés fraîchement de la Tunisie et du Tonkin.

C'est ainsi, que le médecin est appelé à pratiquer à la campagne, et c'est ainsi, que je blanchirai sous le harnais; les années s'écouleront peu à peu, et je serai un jour comme le docteur Musurus, muselé et cloué sur un fauteuil, attendant, à mon tour, l'heure suprême de l'atrophie cérébrale, n'ayant vu et connu du monde que ses souffrances, ayant saigné de l'âme pour tous, ayant vécu pour tous et pouvant m'écrier avec le prophète royal : *Sic transit gloria mundi* !

*
* *

Les recettes de ma tournée n'ont pas été lucratives, quatre pelés et un tondu; total 10 francs déposés dans mon havre-sac.

Et que de choses ordonnées pour cela! jusqu'à des juleps hordacea, de la farine d'avoine ; décidément je tombe dans la médecine allemande, dans la médecine de cheval!

Il est vrai, que je suis à la campagne et que les gens ont un tempérament de fer, rude, à rebrousse-poil.

Lorsqu'ils vous arrivent, ce n'est qu'à la dernière extrémité, ils ont enduré le mal avec la ténacité des torturés, c'est à peine, s'ils peuvent ouvrir la bouche, articuler un mot, pour vous dire qu'ils souffrent, à tel endroit du corps.

Quelle victoire aussi, lorsque le médecin réussit à les sauver *in extremis* !

Je reviens de voyage, à travers les champs couverts de neige; à peine ai-je respiré, qu'on sonne à ma porte. J'aperçois un grand gaillard, élancé comme un peuplier, la figure toute recouverte de suie, de noir animal.

Ce garçon-là, qui ressemble à un échappé de la forêt Noire, ou à un forçat en rupture de ban, a quelques faux airs du squelette des *Mystères de Paris*, sa voix est enrouée, cassée.

Tandis qu'il me parle ce charabia qui a pour terroir l'Auvergne, son cheval hennit à la porte et semble lui dire d'abréger sa conversation.

Je ne comprends guère ce qu'il me dit; je le suis cependant, guidé par sa pressante invitation de « mossieu » et l'éclat de ses yeux, véritables escarboucles; je monte dans sa voiture, qui est celle d'un charbonnier.

Une fois installé et le cheval lancé au galop, je le regarde de profil; j'aperçois quelques larmes couler sur ses joues.

Il se retourne alors, et d'une voix entrecoupée : « Petit malade, voyez-vous, mais très malade, fouchtra! »

C'est bien avec Saint-Flour que j'ai affaire, mais il n'a pas hésité à se griser, pour perdre de vue la douleur de ses maîtres. Anomalie bizarre, que je ne me suis jamais expliquée, il est des gens de par le monde, et ceux-là sont plus nombreux qu'on ne pense, qui, ne pouvant supporter les batailles de la vie, ses ennuis, ses déboires, ses défaites, jettent leur armure en arrière et n'ont rien de plus empressé, que de rechercher l'oubli et la guérison de leurs maux, dans l'anéantissement de leurs propres facultés, en s'adonnant à l'alcool et à ses dérivés anesthésiques, que les progrès de notre époque ont mis à la disposition des esprits faibles, ignorants.

Enfin nous sommes arrivés, chers lecteurs, au terme de notre voyage. L'on nous attendait, au village, avec la plus grande anxiété. La famille du malade, la famille Robillard, était sur la porte, le père, la mère et la sœur, les yeux braqués sur l'horizon.

— Ah! Monsieur, me dit la mère, en s'avançant vers moi, petite rougeaude, au visage noirci par la poussière du charbon, aux lèvres épaisses, retroussées, montrant un velouté rouge, sorte de couronne de corail tressé, à ses dents blanches nacrées.

Ah ! Monsieur, vous êtes le bienvenu !

Mon enfant est bien malade, si vous pouviez le soulager, si vous saviez ce qu'il souffre !

Je monte par un escalier moisi, humide, dont les craquements semblent me dire d'avoir des égards pour sa vétusté, suivi par les parents, par les amis, dix-huit personnes sans exagérer, cousins, cousines, oncles et tantes.

On fait cercle dans la chambre où se trouve allumé un feu homérique, analogue à ceux de la guerre de Troie, c'est-à-dire capable de rôtir un mouton ; le thermomètre, accroché au mur, marque en effet, 25 degrés au-dessus de zéro ; les vitres sont dégouttantes de sueur de vapeur d'eau ; le malade tout habillé, le bonnet de nuit enfoncé, presque sur les oreilles, rejeté dans un fauteuil, enveloppé par surcroît d'une couverture de laine, est en complète transpiration ; je me sens suffoqué, les sueurs m'envahissent, je cours au devant d'une asphyxie.

Une oppression générale s'établit, les poitrines se soulèvent comme des flots tumultueux, au sein de cette atmosphère, dans cette chambre, où nous sommes dix-huit, je le répète, les uns debout, les autres assis sur les genoux de leurs voisins.

J'ordonne d'ouvrir les fenêtres, de renouveler l'air, de jeter de l'eau sur le brasier ardent. On recule le malade, on le place dans un coin.

Cela fait, la mère s'avance, et, prenant la parole, elle me fait l'historique de l'affection de son enfant.

— Monsieur le docteur, mon enfant a été soigné par tous vos confrères de la contrée, qui l'ont abandonné, en me disant qu'il n'y avait plus d'espoir, plus rien à faire, parce que mon enfant avait le cœur de veau.

Or, le cœur de veau, ça ne se guérit pas, à ce qu'il paraît. Monsieur le docteur, ne me cachez rien, dites-moi toute la vérité, rien que la vérité.

— Tenez, m'ajouta-t-elle en déshabillant son enfant, regardez comme il saute, ce cœur. Et, en effet, j'aperçois sa pointe battant une systole énergique et provoquant, pour ainsi dire, des ondes vibratoires.

J'ausculte, résultat final : hypertrophie et insuffisance mitrale.

La poitrine, de son côté, n'offre guère de ressources ; elle est délabrée, et comme un navire qui fait eau, elle est à son tour perforée de cavernules pulmonaires. L'enfant a le teint terreux, jaunâtre, une teinte bistrée, surmontée d'un masque d'éphélides. J'écris mon ordonnance et m'efforce de conjurer la gravité de la situation, et je pars ; mais je dois revenir tous les jours, jusqu'au dernier moment, car la mère, et les mères ont des cœurs de lionnes en détresse, exige, coûte que coûte, qu'il ait les secours de l'art, jusqu'à la dernière heure !

Toute la famille redescend, je suis sur le seuil de la porte, que le défilé des parents et des amis n'a pas encore cessé dans l'escalier. Enfin, je dis au revoir à tout ce monde, en lui laissant quelques lueurs d'espérance, mensonges professionnels que le médecin est obligé bien souvent de commettre, au risque de passer pour un bourreau, au risque d'achever son malade avant l'heure !

*
* *

La nuit est arrivée à grands pas. Je regagne ma demeure, j'ai une heure de chemin à faire, me voici sur la route, marchant résolûment à la conquête du repos du soir. Il gèlera, car le temps est sec et froid; la lune, qui s'est levée précoce, répand déjà à terre sa lumière cendrée, glaciale.

Dans les sillons des champs qui bordent la route, au sein de ces crépitations de la terre qui se coagule, quelques pauvres oiseaux égarés, frileux, volent à fleur de terre, à la recherche d'un abri, poussant des cris plaintifs de désolation et de ralliement pour s'endormir ensemble, serrés les uns contre les autres, car ainsi on a plus chaud!

Triste saison que l'hiver!

Triste saison pour l'oiseau, à la campagne, car les forêts ont perdu leurs fourrés, les arbres leurs chevelures, les feuilles, comme autant d'illusions de la vie, ont été emportées par le vent d'automne, vers ce monde inconnu où tout reprend, à n'en pas douter, une vie nouvelle, plus belle et plus pure, après être allé prendre le mot d'ordre auprès du Créateur suprême.

Triste saison pour l'oiseau, qui, après avoir mené une vie de bohème toute la journée dans les champs, à la recherche du grain qu'il a gaspillé l'été, avec insouciance de l'avenir, se retire maintenant, au soir de la vie, lui aussi, déçu dans ses espérances et les ailes endolories.

Aussi, ses prétentions sont-elles modestes ! qu'il trouve, oh mon Dieu ! le plus petit abri, par ce temps de givre et de froidure, et votre oiseau s'y blottira aussitôt, pour y passer la nuit, jusqu'au matin, où, comme si de rien n'était, toutes inquiétudes dissipées, il saluera avec toute la poésie de son âme de troubadour céleste et les clignotements de sa paupière réjouie et reconnaissante, votre munificence et votre justice dans les rayons du soleil levant !

Je suis arrivé à neuf heures ; mon repas pris, j'ai jeté un coup d'œil rapide sur les journaux de Paris, après quoi j'ai gagné ma chambre, inquiet, à mon tour, sur le sort de ce malade que je considère comme perdu.

Il est une heure de la nuit, on cogne à ma porte, je reconnais la voix de Saint-Flour. L'enfant va sans doute plus mal, il me faut partir; je monte, en rajustant mes vêtements, dans la voiture; nous filons avec une rapidité vertigineuse; nous passons sur la route comme des fantômes, en course échevelée, se rendant au sabbat.

Les reflets de la lanterne enveloppent les arbres et les représentent comme autant de revenants, de silhouettes funèbres.

Nous voici arrivés : toute la famille est là, dans la tristesse la plus profonde. L'enfant, étendu dans son fauteuil, suffoque à chaque quinte de toux, ses clavicules s'arc-boutent et leurs extrémités sternales se projettent en avant comme des baguettes de tambour, faisant ainsi saillie sous la peau.

L'enfant se plaint : « Soulagez-moi ! » Je le couvre de sinapismes, et, me débarrassant de ma redingote, les manches de chemise retroussées, je me mets à le frictionner.

Sur ces entrefaites, arrive le pasteur de

l'endroit, ami de la famille; je le salue respectueusement et lui tends la main.

Il parle au malade, qu'il affectionne en raison même de ses souffrances et de sa résignation chrétienne.

C'est la première fois que je me rencontre à la campagne avec ce frère d'armes, facteur céleste, porteur de lettres d'audience auprès de l'Être suprême. Aussi, après nous être sincèrement salués, sur ce champ de bataille qu'on appelle la vie, où chacun de nous, ici-bas, lutte ou agonise, en répétant parfois à qui veut l'entendre, ce mot du Calvaire : « *Sitio* » ; aussi, dis-je, allons-nous veiller ensemble, lui pour prendre l'âme, avant sa sortie de ce monde, et l'offrir à son Dieu, moi pour le soulager et lui adoucir ses souffrances physiques, au nom de la même morale.

Je ne cesse de frictionner.

L'enfant ne vas pas mieux, les instants de répit ne sont que passagers !

Enfin, l'agonie commence, le pouls m'échappe, une angoisse profonde me saisit.

Le pasteur l'a compris et commence à murmurer la prière des agonisants.

Tout le monde se prosterne, une force mystérieuse me fait ployer les genoux. Je m'agenouille, tenant dans ma main la main frêle du pauvre moribond, dont le pouls bat pour l'éternité.

Nous sommes ainsi restés jusqu'à quatre heures du matin; une sorte d'accalmie trompeuse s'est emparée de notre malade. Nous en avons profité pour nous en aller et descendre tout doucement.

Le pasteur, vu le mauvais temps, a voulu à toute force que j'accepte sa lanterne; je lui ai fait la conduite jusqu'au presbytère, où nous nous sommes dit au revoir.

Me voici seul dans la nuit profonde, transi de froid, grelottant et mouillé, car il pleut à verse, pataugeant dans la boue délayée de la route qui conduit droit à mon village; me voici seul, l'œil vigilant, l'oreille au guet, frissonnant, au bruissement des branches des arbres secouées par le vent, au chant funèbre des orfraies postées sur mon passage, qui semblent faire route avec moi.

Un sentiment de tristesse et de lassitude m'envahit en songeant au tableau de désolation que je laisse derrière moi. Cependant, au sein même de cette amertume, une voix consolatrice s'élève. Cette voix mystérieuse me crie que la vie n'est point uniquement tissée de souffrances, que les joies et les satisfactions du devoir accompli y tiennent aussi une large place ; je m'aperçois, sous ce rapport, que je suis meilleur, j'ai grandi à mes propres yeux, ma vie est désormais utile, bonne pour mes semblables, et cette voix qui s'élève dans ma conscience, avec une majesté divine, royale, semble me crier : « Courage, oh ! mon fils ! marche, marche toujours en avant ! au premier rang ; quels que soient les « obstacles, » les amertumes de l'heure présente, marche » pour faire le bien, secourir, tendre la main, » relever. Marche, ta devise est : *Excelsior* ! »

« Chaque étape, ainsi faisant dans la vie, te rapprochera de plus en plus de moi, qui suis la vérité, la lumière, la justice et la bonté éternelles, étendues sur les mondes et sur cette terre que tu foules, esclave du devoir, dans la profession que tu as embrassée et au sein de laquelle tu t'efforces chaque jour de mieux m'interpréter. »

Il est trois heures de nuit. L'horloge du village frappe l'heure dans le lointain. Il me reste encore un quart d'heure de chemin à faire. Ainsi qu'une sentinelle postée aux abords de la route et protégée par un fossé rempli d'eau, j'aperçois la maigre cabane, construite à tout hasard, avec des planches vermoulues et disjointes, où s'abrite une pauvre femme septuagénaire que j'ai déjà entrevue plusieurs fois le jour.

Ses allures mystérieuses, sa taille svelte, grave et droite, en dépit de l'âge, ses cheveux argentés par le temps et tombant en longues boucles, l'on fait surnommer la baronne de la contrée.

Une veilleuse agonise et jette une lueur indécise sur les carreaux exigus de la fenêtre.

Je ralentis le pas, je crains de provoquer, dans la nuit, les aboiements des griffons qui sont sa famille et sa garde.

Quelle existence que celle de cette solitaire imparfaitement abritée, sous ce ciel inclément, éloignée de toute habitation ! En face, une forêt luxuriante au printemps et décharnée l'hiver, rendez-vous des vagabonds, rôdeurs de nuit, revenants que les villes, dans leur trop-plein, vomissent sur les campagnes silencieuses et qu'on surprend, la nuit, à l'affût de l'aléa, véritables boas constrictors des lapins effarés et des poules !

Quelle existence ! sur le déclin des ans, abandonnée de tous, hormis peut-être de celui que j'ai entrevu quelquefois, dans le voisinage, et qui traîne à son tour, dans les sillons du champ opposé, le boulet de l'existence sous les dehors d'une coxalgie douloureuse, perpétuellement suivi d'une chèvre qui répond et qui marche à sa voix !

Que d'enseignements renferme, parfois, la vie humaine sous les dehors les plus modestes !

Cette femme a eu, en effet, au dire de certains indiscrets, son heure de splendeur et de gloire.

Elle a jadis possédé sans réserves les charmes de la jeunesse, la beauté et tout son cortège de séductions : le regard, le geste, la douceur dans la voix, cette harmonie du langage de l'âme qui fait d'une autre âme, dans le monde, sa sœur et sa captive.

Son cœur, pareil à une harpe éolienne, a vibré des années aux brises du plaisir, saluant chaque jour, avec sérénité et enthousiasme, les rayons de ce chaud soleil que l'on nomme « Espérance ! »

Comme toutes les femmes excentriques du jour et à la mode, elle a été prônée, fêtée, chantée par tout le high-life mâle de son époque, qui s'est ruiné, en définitive, pour l'entretien de ses chevaux, de ses brillants ou de sa table somptueuse.

Sa vie n'a été qu'une longue suite de jouissances précoces, hâtivement épuisées, mais un jour, hélas ! sur le seuil du précipice est survenu le réveil, le rejet en arrière, l'abandon avec ses angoisses, la misère avec son noir cortège. Elle n'était plus jeune, elle avait vieilli et blanchi. Les frelons avaient insensiblement abandonné la ruche à miel. Il lui a fallu se retirer, et rechercher le silence et l'oubli !

Par une ironie du sort, il ne lui reste plus, en ce jour, que le souvenir amer des effondrements de son passé fastueux, et dans les rafales du vent, à travers les espaces, peut-être, l'écho des cris de détresse de ceux qui, pour avoir voulu, auprès d'elle, goûter au rêve, par une nuit d'été, se sont ruinés, tués ou pendus au sortir de ses bras.

Aujourd'hui, elle cultive un lopin de terre, et se contente de peu, s'entretient avec le produit de la vente de petits chiens griffons qu'elle élève et qu'elle vient, après leur avoir orné la tête et le cou de jolis petits nœuds de rubans rouges, roses ou bleus, offrir sur le rond-point des Champs-Élysées, sous les vertes feuilles, aux horizontales du jour, de retour des courses, dont la voix de virago s'écrie : — Combien ce petit chien-là ? — Cinq louis, madame !........ Ainsi va le monde.......

*
* *

J'ai appris, au réveil, que l'enfant avait succombé!

Pour établir son décès, j'ai dû reprendre le chemin de la ville. L'enfant était étendu sur son lit de souffrance, revêtu de ses habits de fête, brassard de première communion au bras, cravate blanche au cou, tenant de sa main droite et gantée de blanc, un long cierge blanc.

Son visage était pâle, mais calme; la mort l'avait surpris résigné, et il s'était vu mourir sans faiblesse.

Sur sa frêle poitrine brisée par la douleur reposait un crucifix, emblème de la souffrance humaine divinisée à travers les siècles.

Je n'ai rien vu de plus touchant et de plus grandiose dans sa simplicité, que le spectacle de la mort à la campagne, entourée du silence et du parfum des champs!.....

*
* *

Voici l'hiver fini :

Adieu les frimas et les neiges !

Le printemps sourit maintenant et apprête sa robe de lilas. Déjà l'herbe croît, les feuilles timides poussent, les bourgeons entr'ouvrent leurs paupières agglutinées par la rosée.

Partout, dans la nature, la sève lente se meut et circule, prête à s'épanouir dans quelques mois, plus vivace et plus forte.

Ici, tout est changé. Les décors ne sont plus les mêmes ! Ce n'est plus cette nature triste, déboisée, morte, qui me faisait rentrer en dedans de moi-même, avec des frissons, mais une nature nouvelle éclose sous l'influence d'un levain mystérieux.

Il y a quelques mois à peine, tout ici invitait au repos, au sommeil, à la mort, et maintenant tout engage à la vie, à l'espérance, au renouveau.

Aussi, de quels tons, de quel incarnat la

terre se revêt, dans ses différentes zônes, de quels reflets irisés, avec ses oiseaux voguant à pleines voiles, le ciel se colore !

Le soleil devient plus chaud, plus empressé, plus caressant, il étreint amoureusement la terre, son éternelle amante, et tresse, à sa chevelure verte, un long filet émaillé de marguerites et de boutons d'or.

Les belles journées se succèdent. Je suis allé faire un tour de jardin. Les plates-bandes exhalent le parfum des violettes timides, sous les frondes.

J'en cueille un bouquet et je pars.

Sur la route aux arbres centenaires, près d'un pont à moitié démoli, recouvert de mousse, et dont l'arche baigne dans les eaux bleuâtres d'un ruisseau qui serpente à travers les prairies et les saules, je rencontre une famille de Bohémiens, de Gitanos.

Ils ont fait halte, les bêtes de somme ont été dételées, l'attelage se compose de deux chevaux et d'un âne grisonnant au poil diabolique !

On les a attachés tous les trois à un piquet avec une longue corde.

A voir leur structure décharnée, sillonnée tour à tour de promontoires et d'excavations, on les prendrait plutôt pour des haridelles.

Pauvres bêtes équarries par le travail, elles ont été achetées ainsi, sur le marché de notre civilisation.

Elles mettront du temps à se refaire dans ce milieu qui est pourtant pour elles l'équivalent du lait d'ânesse.

Telles qu'elles et malgré leurs tumeurs blanches ankylosées, elles rendent, boîtant et trébuchant à chaque pas, des services sur leurs vieux jours. Elles se font aimer. Aussi font-elles partie de la famille.

A quelques pas de là, sur le revers d'un fossé, la voiture, peinte en vert, avec ses fenêtres et ses escaliers aux liserés jaunes, maison roulante, où la famille boit, mange, dort, où les enfants jouent, s'abritent, par les temps de pluie, de vents, d'orages.

Les mômes sont en dehors, tant bien que mal vêtus, portant plus d'une lune à leurs vêtements.

Les mères les débarbouillent et lissent

leurs chevelures désordonnées avec l'eau du ruisseau.

Les hommes sont debout, fument la pipe et regardent le ciel.

L'harmonie la plus complète règne au sein de tout ce monde. Ces gens me paraissent les plus heureux de la terre, en étant les plus libres.

Bohèmes, ils vivent de la vie nomade, et d'horizons renaissants, existence de tente primitive, plantée ici aujourd'hui et levée dès l'aurore demain, vie de maison aérienne, qui a, au XIXe siècle, Dieu pour concierge et pour propriétaire clément.

Ces barbares, réfractaires aux raffinements de la civilisation moderne, ne connaissent pas nos lois, leur code est celui qui relève de leur conscience.

C'est ainsi qu'ils échappent à toutes les inquiétudes, à toutes les toises, à toutes les étiquettes de la vie civilisée, dont ils parcourent les grandes étapes, à la dérobée, du jour au coucher du soleil! Aussi font-ils, dans le cours de leur existence disparate, le désespoir des hommes de loi, de saisies, de contraintes.

Comme ils doivent rire à belles dents et de bon cœur, aux larges fenêtres que la nature, nourrice admirable, met sans contribution, au service de leur développement et de leur santé !

*
* *

Chemin faisant, j'ai gravi un plateau dominant la plaine. La rivière, au loin, déroulait ses ondulations bleues, festonnant sur son parcours les bords opposés de son lit.

A quelques pas et au devant, deux colonnes brisées élevaient, sous le ciel terne, la pensée de deuil et de résistance vaine, qui avait animé le ciseau du sculpteur chargé de glorifier la gloire des vaincus : *Gloria victis.*

La bise s'élevait stridente et enlevait aux arbres un chant plaintif, c'était le soir; sur la route voisine, un paysan conduisait sa monture à pas lents et mêlait au langage de la nature prête à s'endormir les accents de sa voix monotone mais suave.

Je me suis approché, et j'ai lu. Je foulais sans m'en douter, le sol d'un champ de bataille.

Cette hauteur penchée sur la plaine, d'où s'exhalent au printemps les parfums odorants, avait servi de théâtre d'éventrement en 1870.

On avait disputé le terrain pas à pas. Ces colonnes recouvertes d'inscriptions funéraires l'attestaient hautement. Après trois jours de résistance et de privations, après trois jours d'abreuvement de sang, le sol avait lui-même crié grâce !

La France surprise avait dû pour la seconde fois dans notre histoire s'agenouiller, livrée, vaincue, mais non déshonorée ! Et parmi les braves dont la dépouille jonchait le sol, on avait relevé des cadavres tout défigurés, noircis par la poudre.

Dans ce nombre, oh! ma noble Italie! berceau béni des arts, aux rayonnements éternels sur les siècles, se trouvaient un certain nombre de tes enfants, artistes nés, épris du beau, du grand, du vrai, Byrons éperdus de dévouement et d'enthousiasme, accourus aux cris de détresse de la France, ta sœur latine, qu'on égorgeait à la face de l'Europe muette!

Aussi la contrée reconnaissante avait-elle eu à cœur d'éterniser leur mémoire en unissant dans la mort, sous les mêmes mausolées, leurs dépouilles à celles de leurs frères d'armes, de la France vaincue !

Ils sont là, parmi nous, loin de leur patrie, entrevue dans un dernier regard ! Ils sont là, tes enfants, Italie, entourés de tous nos soins et de tous nos respects religieux.

La terre qui les recouvre de son linceul d'argile, n'est point une terre étrangère, d'exil, c'est une terre d'adoption, de bercement d'amour et de reconnaissance. Ils sont à nous, comme à toi, Italie. Ils ont désormais deux mères.

Que ces gages sublimes et précieux de dévouement et de sacrifice jusqu'à la mort soient entre toi, Italie, et la France, comme entre toutes les autres nations de même race, de même cœur et de même génie, un lien inaltérable d'harmonie et d'entente, dans votre marche de civilisation, pacifique désormais, dans le concert européen des peuples.

Italia, alma parens, salve !

La commune a présenté, ce soir, une agitation particulière, les villageois sortaient à la hâte de leurs demeures.

C'était à qui arriverait le premier sur les lieux du théâtre, sur le champ de foire, entraînant à sa suite une bande d'enfants émerveillés, essoufflés et joufflus.

Une douzaine de placards avaient annoncé l'exhibition des fauves, au sein desquels la panthère des Batignolles et le léopard du Panthéon.

Sur l'estrade, le régisseur, muni d'une gaule de pédagogue, s'agitait déjà au son du clairon, du trombone, de l'ophicléide et de la grosse caise, et frappait sur les toiles les animaux peints.

Ces bons villageois, tout yeux et tout oreilles, se réjouissaient au récit varié des boniments du cornac, et de temps à autre, dans l'enclos recouvert de toiles, on entendait les rugissements, pour ne pas dire les plaintes, des pauvres bêtes piquées sans doute au fer rouge pour la circonstance.

J'entrai à mon tour. Quel ne fut pas mon étonnement de trouver dans la ménagerie les autorités déjà réunies, le maire et le garde champêtre, le percepteur et les conseillers municipaux massés sur les parties latérales, tous au premier rang, dans une attitude de douce béatitude, roulant des yeux de mérinos.

Le maire, comme autorité, avait entouré son vaste abdomen de l'écharpe tricolore, en guise de ceinture hypogastrique, pour maintenir sans doute... l'esprit de rébellion et rappeler au respect de l'écrou les fauves irrités. Le garde champêtre, légèrement incliné en avant et de côté, servait d'écran au maire, histoire de tamiser les regards échangés de puissance à puissance, appuyant la main sur la garde de son sabre, aiguisé d'avance, sur une borne kilométrique, pour tailler au besoin dans le cuir, au moindre signal de danger et sur un regard de son maître !

Lorsque l'enclos fut rempli et que le rideau fut levé, nous assistâmes au spectacle le plus écœurant du monde.

Nous nous trouvions en face d'épuisés, de moribonds, aux paupières clignotantes, sur le déclin de l'âge, affaiblis par les tribulations de toutes sortes et les changements de climats, comme aussi par les maladies chroniques, rhumatisme, goutte, farcin.

On eût dit des convalescents ; leurs flancs amaigris par des relâchements malsains épandus sur le plancher des cages, attestaient la nature du flux pathologique, en présence duquel on se trouvait, ce qui provoquait, à différentes reprises, l'éternûment des spectateurs et la mise en scène de la tabatière de M. le maire, mise à la disposition du public d'élite et délicat.

Pendant ce temps, les pauvres bêtes, impassibles, peu surprises, restaient immobiles, les pattes croisées sur leurs poitrails, en signe de résignation, rivalisant de bâillements avec le maire et le garde champêtre Sardanapale, se montrant réciproquement, les uns aux autres, les dents, les crocs, les chicots, emblèmes de leur puissance respective et surannée.

De temps à autre, cèpendant, leurs regards devenaient inquiets et semblaient réclamer, aux quatre points cardinaux, des quartiers de viande fraîche; puis, le désespoir survenant, et de guerre lasse, ils promenaient sur le public des regards pareils à des lumières qui s'éteignent, et qui semblaient dire à une Odette invisible : « Pitié pour nous, rois du désert mourants ! »

Le repas annoncé fut piteux, le boucher,

M. Œil-de-bœuf, ayant servi ses restes les plus avariés.

Enfin, après vingt minutes d'exercices, tours de cerceaux, coups de pistolet, au sortir desquels le lion le moins âgé, Marius, le joyau de la ménagerie, en compagnie de la panthère et du léopard, furent invités à donner un salut définitif, la séance fut levée, au soulagement général du maire, déjà indisposé, et des représentants officiels émotionnés, et des bêtes éreintées qui ne demandaient pas mieux. Ainsi se termina cette séance, qui donnait aux habitants de la campagne, une idée haute et fière de la puissance du roi des déserts.

Décidément, j'abandonne la partie, la contrée est ingrate, le médecin qui lui consacrerait sa vie n'aurait pour perspective, à bout de forces, que le brancard, pour l'endroit qu'on sait.

A la campagne, comme à la ville, il faut, à une époque de clinquant comme la nôtre, recouvrir d'un voile impénétrable les côtés nus, ardus, artistiques de la vie !

J'ai mal débuté. J'aurais dû, de prime abord,

pour me créer une rampe d'admirateurs respectueux, peupler mon écurie, où n'a jamais figuré l'ombre d'un quadrupède, de deux chevaux achetés à crédit, prendre l'avoine chez un cultivateur, que j'aurais soigné et saigné en revanche, à l'année, en guise d'acquittement, enfin faire emplettes d'un quatre-roues.

Je n'ai eu aucun de ces avantages qui mettent le pied à l'étrier ; voilà pourquoi je me suis trouvé, en fin de compte, exposé à la critique des paysans madrés, goguenards, qui m'appellent le chat botté, avec mes bottes de sept lieues et moins, avouons-le !

On vient d'établir, pour le service de quelques grosses têtes de l'endroit, qui veulent pouvoir transmettre leurs ordres, avec la rapidité de l'éclair, un télégraphe dont le prix de revient s'élève à 3.500 francs. M. le Ministre a aussitôt envoyé ses lévriers, les poteaux sont établis ; ils grimpent avec l'agilité des singes sur des cocotiers. Les écoles de leur côté absorbent 7.800 francs, tant pour garçons que pour jeunes filles, deux institutrices, deux instituteurs, non compris l'école maternelle, et tout ce monde là mange, boit, dort, engraisse, profite. Ce personnel touche, en outre une prime allouée à la destruction des parasites qui désolent au printemps la contrée.

C'est ainsi que l'instituteur Iléon fait de nombreuses irruptions dans la campagne, avec les élèves turbulents de son école, qu'il dresse à la chasse primée des taupes, des limaces, des vers à soie et des hannetons qui dévorent de concert, sans qu'on s'en doute, non seulement la campagne, mais encore les feuilles du budget de la commune.

Ces écoliers — car cet âge est sans pitié — ivres de liberté, poulains fougueux, s'en vont partout, couchant les blés, les avoines, les trèfles, abîmant les vignes, et, chose déplorable, au grand désespoir du paysan, voient partout des hannetons, jusque sur les fraises, les cerises, les pommes, les poires !

Et tout ce monde fort intéressant, très utile, comme on le voit, boit, dort, engraisse, profite!

Seul je végète. Il est écrit au livre du destin que, par une faveur spéciale, pour mieux me détacher des biens de la terre, je ne vivrai pas, moi, de vers à soie ou de hannetons, mais bien de l'air du temps et des odeurs de benjoin et de vanille, de la poussière des routes brûlantes en été.

Dans ces conditions, au revoir, messieurs les dévorants ! la coupe est pleine, elle déborde, quelques jours encore et le mouton de Panurge ne prêtera plus sa toison pour la tondre !

*
* *

J'ai délogé, sans tambour ni trompette, à l'instar de l'alouette et de ses petits, lorsque les herbes sont hautes et vertes et que le canon du chasseur reluit à l'horizon, comme un miroir aux feux du soleil !

Je me suis arrêté à mi-côte, promenant un long regard d'adieu sur cette nature embaumée d'un soufle printanier.

Tout semblait s'animer, sous mes regards, le ciel était plus pur, la brise plus caressante, les épis se penchaient plus amoureusement dans la plaine ; tout ce qui respire, parle, rampe, vole, chante ou bourdonne, insectes et fleurs, tout, du plus petit brin d'herbe jusqu'aux peupliers frisonnants, jusqu'à la source qui roucoule ou qui pleure, à l'oiseau qui module, à la fleur qui s'incline, sous les baisers ardents du soleil, tout semblait prendre à cette heure une voix pour me dire : « Reste, reste parmi nous. »

Les marguerites aux blanches collerettes,

dans leurs regards suppliants, semblaient à leur tour me dire : « Pourquoi partir? pourquoi courir ainsi les aventures, les basards de la vie? N'as-tu pas ici cette félicité si souvent décrite par les poètes bucoliques, n'as-tu pas le bourdonnement des abeilles, le long mugissement des bœufs, au fond de la vallée, le bêlement des troupeaux, dont le tintement de clochettes se mêle, sur le déclin du jour, aux sons de la cloche invitant à la prière, la contemplation d'une nature sereine et bonne, le ronflement des paysans endormis sous les arbres? Pourquoi t'en retourner vers ces ruches bourdonnantes, vers ces villes néfastes, où se fait entendre le cliquetis de fer des armes, des chaînes qu'on forge, *per fas et nefas*, sur l'enclume, aux lueurs fulgurantes des révolutions qui engloutissent les libertés les plus saintes et les plus sacrées, villes maudites où nous vivons à peine un jour, au sein de ces coupes dorées où on nous dépose, et au cœur desquelles, captives décolorées, nous buvons les larmes de la mort. »

J'ai résisté, j'ai fui, n'osant me retourner, j'avais peur de fléchir : une puissance magné-

tique m'attirait de nouveau vers Paris, mont Hymette où les âmes, comme autant d'abeilles rassemblées par un même coup de vent, façonnent, après s'être reconnues dans la ruche pleine d'ombre et de mystère, un baume consolateur pour l'humanité.

Vers Paris, synthèse étrange de misères, de grandeur, de larmes et d'ivresses, de croyances et de blasphèmes, ensemble de manifestations psychiques qui l'aident à tremper l'acier de sa durandal vengeresse et rédemptrice, pour combattre, lorsque l'heure a sonné, le vrai combat de la vie, bataille sublime, où, dans ses bons de géant, il fait revivre, à la face de l'univers étonné, les grands principes un instant murés dans le monde.

J'étais enfin revenu dans ce légendaire Quartier-Latin, plein de souvenirs de jeunesse, où les générations se sont écoulées, tour à tour calmes ou tumultueuses, pressées aux portes de l'avenir, comme les vagues de la mer, et jetant à tour de rôle, aux échos du rivage, des chants d'allégresse ou de désespérance, manifestation même de leur tempérament, de leurs défauts et de leurs qualités, comme aussi, parfois, dans une harmonie parfaite, l'expression même de leur génie ?

N'était-ce pas, en effet, dans cette zone, que s'étaient agitées toutes les idées mères, jalouses de maintenir intacte la gloire de la France, dans les arts et dans les lettres ?

Je revoyais, enfin, ce Luxembourg, transformé en Eden pour la jeunesse des écoles ; les orangers dont j'avais autrefois respiré l'énivrant parfum par les tièdes soirées d'automne aux heures de rêverie, où l'âme, comme un scarabée, déploie ses ailes d'or vers le ciel, m'envoyaient comme autrefois leurs senteurs.

Rien n'était changé depuis mon absence, c'était la même animation, le même épanouissement de fleurs, de cœurs et de voix !

Seul, j'avais subi la métamorphose. Ma jeunesse s'était envolée, et je restais méditatif et soucieux, en face des graves conceptions de l'avenir.

Tout s'agitait en effet à mon entour. La vie affolée de cette dernière partie du dix-neuvième siècle remettait sur le tapis les problèmes les plus controversés d'économie politique et de philosophie sociale.

Les politiciens du jour, pygmées de 188[illegible], en recherchaient la solution dans des programmes pleins de violence, où la liberté étouffait la liberté même !

Heure de découragement, où la morale et la vérité étaient livrées à prix d'or, comme des esclaves, aux travestisseurs du jour, tenant boutique aux portes mêmes du temple de la justice en deuil !

Heure néfaste qui, avec ses théories subversives, immobilisait pour longtemps la France et retardait sa marche vers des régions plus sereines de droiture, d'équité et de philanthropie; forces seules capables d'entrer en jeu pour régulariser et sanctifier désormais les évolutions pacifiques des peuples vers la liberté !

Heure de persécution, de parti à parti, d'homme à homme, où nos institutions fondamentales étaient démantelées, si bien que leurs débris, comme autant de lambeaux de la patrie encore saignante des blessures de l'invasion, s'en allaient reconstituer au dehors, sur les frontières, la grande et la vraie maison de France !

Heure critique où deux hommes préoccupaient le monde par le spectacle des destinées différentes de la patrie, incarnée pour ainsi dire en eux : l'un en exil, figure grande et sereine, descendant direct et royal du grand siècle, attendant que l'heure sonne à l'horloge du temps le réveil des consciences, et le retour définitif de la France à la royauté; l'autre, mégalocéphale de patriotisme, tribun sublime lancé dans l'espace sur la cloche de Notre-Dame, sonnant le glas de l'empire et demandant à tous les vents de l'horizon une société nouvelle, au sein de laquelle il devait rester incompris.....

De ces deux grandes figures que reste-t-il à cette heure, sinon un peu de cendres?

Seigneur, votre droite est terrible, vous courbez la puissance dans l'abîme en guise d'enseignement et vous élevez vers vous les lys de la vallée !

*
* *

C'est au sein de ces considérations et des conceptions de notre époque, dont l'effet se traduit tôt ou tard par l'embrasement des peuples faits pour s'entr'aimer et qu'on pousse toujours, véritables boule-dogues, dans les guerres fracticides, que je revins habiter le quartier Saint-Jacques.

C'était là, après toutes les fatigues et les désenchantements de la vie, le nid, le sanctuaire, la source vive et désaltérante, dont le débit d'affection ne saurait jamais tarir.

J'y trouvai le calme, cette fraîcheur, ce parfum d'innocence et de pureté qui firent jadis hésiter Faust, au seuil de Marguerite, et le soir, de retour de mes courses poudreuses, à travers la grande Babylone, je sentais s'élever dans mon âme un baume réconfortant qui me redressait plus vaillant que jamais pour les luttes de la vie et les travaux du lendemain !

Un soir, il m'en souvient, j'étais accoudé

à la fenêtre, elle était à mes côtés, et comme un lis qui entr'ouvre son calice, à la fraîcheur des nuits étoilées, elle laissait exhaler dans le léger souffle de sa poitrine frêle le murmure harmonieux de la chanson suivante : « Papillon n'a jamais aimé. »

J'écoutais en silence et ravi, pareil à un pêcheur penché sur la rive, lorsque tout à coup, comme si toute chose ici-bas par une voix mystérieuse eût dû se plier à ses volontés et se rendre à ses moindres désirs, un gros papillon aux ailes diaprées se précipita sur nous, frôla ses joues et se prit à vagabonder comme un insensé dans la chambre.

Un long cri de surprise s'échappa de nos lèvres. Je fermai aussitôt les fenêtres et barricadai les portes et tous les deux nous nous élançâmes à la poursuite du téméraire.

La chasse fut longue, car le papillon, pour exciter davantage en nous la convoitise, le désir de le posséder, feignait de se laisser surprendre et nous échappait tour à tour.

Enfin, de guerre lasse, il s'envola vers les

blancs rideaux des croisées, replia ses ailes, et, rejetant sa petite tête en arrière comme pour nous dire : « Accourez, je me rends, je suis à vous, » il se laissa cueillir tout frémissant, du bout de ses doigts roses.

Ce papillon, désormais prisonnier d'amour, était descendu des hauteurs du firmament, dont il avait toutes les splendeurs, après avoir erré longtemps indécis dans l'espace; porté sur l'aile de la brise embaumée du soir, il avait fini par faire choix d'une fleur sur terre !

Elle le recueillit dans une boîte percée à jour et le coucha sur un lit de roses sans cesse renouvelées.

La nouvelle d'une telle capture céleste ne tarda pas à se répandre, ce fut alors parmi les jeunes filles à qui apporterait des boutons de roses et demanderait chaque jour des nouvelles du captif.

*
* *

Le papillon étant aimant, il ne tarda pas à se familiariser.

C'était aussi merveille de le voir dans ses promenades et ses ébats ; il accourait à la voix de sa gardienne, s'acheminait le long de son bras et se posait sur sa chevelure d'ébène.

Deux mois s'écoulèrent ainsi, de surprises en surprises, car ce fils du Ciel était irréprochable. Cependant les froids arrivaient à grands pas, la bise commençait à souffler, c'était la pluie et le brouillard, les feuilles jaunies des bois jonchaient au loin la plaine. Nous entrions dans l'hiver, adieu les illusions, adieu les rêveries ! les sources de la vie tarissent !

Notre papillon devenait de plus en plus faible et titubait sur ses articles.

Un soir, comme je rentrai, je la trouvai en pleurs; les larmes inondaient ses paupières aux longs cils, et roulaient en perles sur ses joues.

Qu'est-il donc arrivé, m'écriai-je? Ne pleure

pas! — Regarde, me dit-elle d'une voix entrecoupée par les sanglots. J'aperçus, en effet, au fond de la boîte entr'ouverte, le pauvre papillon étendu sans vie et couché sur le flanc, les ailes à moitié repliées dans les convulsions de la mort.

Son regard atone, joint à l'attitude de son corps sur son lit de roses fraîchement décoré du matin et arrosé maintenant de larmes chaudes et virginales, semblait avoir voulu, dans une dernière étreinte, jeter un suprême et long adieu.

Je dus pendant plusieurs jours apporter mes consolations.

Médecin du corps, n'étais-je pas aussi celui de l'âme?

N'était-il pas dans ce monde, aux dires du poète, où les plus belles choses ont le pire destin? Fleur ailée, n'avait-il pas vécu ce que vivent les roses, l'espace d'un matin?

La mort, n'était-ce pas pour lui comme pour tant d'autres, ici-bas, l'affranchissement, l'abri contre la souffrance et les froids rigoureux au sein desquels il se crispait, essayant vainement de les surmonter?

La mort, pour ce gracieux et éphémère prétexte de vie, n'était-ce pas l'envolement, le retour vers ce centre invisible dont la circonférence n'est nulle part, centre éternellement créateur, problème mystérieux, digne d'un être suprême qui nous laisse entrevoir dans la plus frêle et la plus microscopique de ses créations, de ses chefs-d'œuvre, autant de grandeur et de faiblesse, autant de souffrance et de lutte contre la mort, que dans les êtres parfaits, dont il a voulu que les manifestations se rapprochassent le plus près de lui, pour le saluer et le bénir à tout instant du jour.

Le papillon n'est plus, la boîte où il repose m'a été léguée, ô funèbre héritage! ô poignant souvenir!

La jeune fille n'a pas entrevu la terre promise d'ici-bas, elle est morte à son tour stoïque, emportée à moitié chemin de la vie, elle a passé comme l'herbe des champs.

Un même sort a réuni désormais le papillon et la fleur!

*
* *

Maintenant une obscurité profonde semble m'entourer et s'étendre sur le monde, et je ne marche plus qu'à tâtons, comptant les bornes du chemin qu'il me reste à faire comme si la nuit approchait et que la voix du grand poète s'entendît pour la seconde fois, à travers les siècles :

Impiaque æternam timuerunt sæcula noctem.

L'ombre augmente, augmente toujours ; de longs éclairs sillonnent au loin les nues, on entend le grondement sourd et lointain des tonnerres préparés par la main des hommes ; des nuages noirs, poudreux comme des estafettes, au sein de la bataille, passent à toutes brides dans le ciel ; les oiseaux effarés s'enfuient à tire d'aile, des incendies s'allument sur tous les points de l'Orient ! C'est l'embrasement des races, la marche des nationalités, prêtes à s'étreindre, à râler pour quelques arpens de terre, quelques cannes à sucre ou quelques lambeaux d'étoffe, fragile loque humaine, emportant avec elle épidémies vengeresses, typhus, choléra, invasion des infiniments petits.

Plus loin, ce sont des cris de souffrance chronique, incurable, des cris de misère et de détresse.

Les philosophes armés de leurs théories et les savants de leurs lancettes essayent de conjurer le péril et vaccinent à tour de bras, greffant sur l'épuisement général. Ici c'est la rage qu'on inocule pour la prévenir, les chiens qui aboient, la forêt de Clamart qui proteste au nom des amoureux. Là, c'est le bacille virgule qu'on décroche, tout surpris de se voir emprisonné dans l'organisme, sous forme de ponctuation !

Plus loin enfin, au milieu d'un concert immense de clameurs qui s'élèvent de la terre aux cieux, et où se mêlent les pleurs, les cris d'angoisse, de pitié et de vengeance de l'humanité, criant grâce, amour, fraternité, les applaudissements d'un siècle énervé, les hosannas et les chapelles de toutes sortes, enfin l'apothéose des prétendus droits des races supérieures sur les inférieures ; toute la répudiation, l'effacement glorieux du génie bienfaisant de la France dans le monde !

La force brutale, vandale, opprimant le droit, au XIX° siècle, partout et en tous lieux.

Frères de l'âme, dans le monde, *sursum corda*, debout! car l'heure de la glorification de la paix et de la concorde universelles devant l'armement général, cancer des nations, approche.

Heure attendue par le poète qui nous fait dire, aux applaudissements de tous, avec lui :

Oui, j'appelle l'heure azurée
Où les hommes, troupe sacrée,
Avec le lait, avec le miel,
Revêtus de tuniques blanches,
Viendront célébrer sous les branches,
L'apaisement universel.

TABLE DES MATIÈRES

Châteauroux. — Imprimerie A. Majesto.

www.ingramcontent.com/pod-product-compliance
Ingram Content Group UK Ltd.
Pitfield, Milton Keynes, MK11 3LW, UK
UKHW020936180726
13838UKWH00002B/989